MINISTÈRE DU COMMERCE.

COMITÉ CONSULTATIF D'HYGIÈNE PUBLIQUE DE FRANCE.

INSTRUCTIONS
CONTRE LE CHOLÉRA.

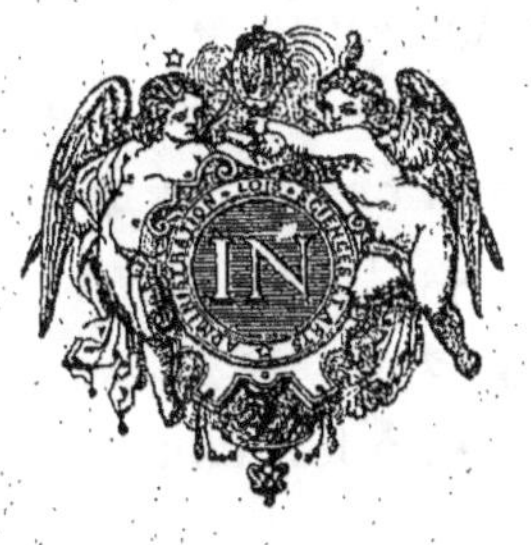

PARIS.
IMPRIMERIE NATIONALE.

M DCCC LXXXV

INSTRUCTIONS
CONTRE LE CHOLÉRA.

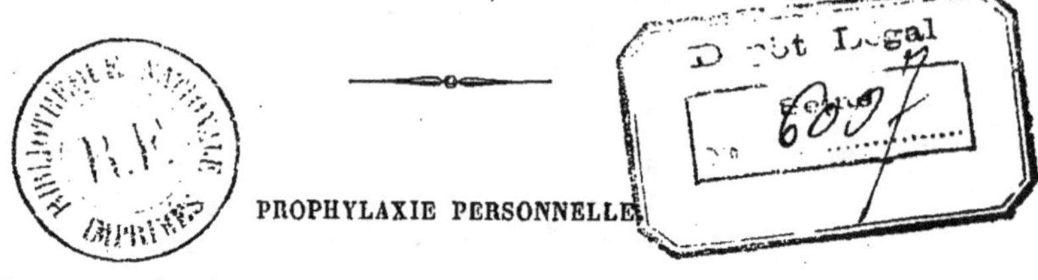

PROPHYLAXIE PERSONNELLE.

Suivre une hygiène sévère.

Éviter toutes les causes de fatigue; les refroidissements, surtout lorsque le corps est en sueur; les excès de toute nature, de vin, de liqueurs alcooliques; l'usage exagéré de l'eau glacée.

S'abstenir de fruits verts, de crudités.

L'eau potable doit être l'objet d'une attention toute particulière : elle devra être bouillie si son origine inspire des doutes.

Les eaux minérales naturelles, dites eaux de table, sont recommandées.

PRESCRIPTIONS EN CAS DE MALADIE.

Le malade est immédiatement isolé; ses déjections, son linge de corps immédiatement et rigoureusement désinfectés.

Les personnes appelées à lui donner des soins pénètrent seules près de lui.

Elles s'astreignent aux règles suivantes :

Ne prendre aucune boisson ni aucune nourriture dans la chambre du malade;

Se laver les mains fréquemment et avant le repas avec du savon et une solution désinfectante;

Se laver fréquemment la figure avec une solution désinfectante;

Se rincer la bouche de temps en temps et avant de manger avec une solution désinfectante.

Les vêtements souillés par les déjections provenant du malade sont immédiatement désinfectés.

DÉSINFECTION.

Les deux désinfectants principalement recommandés sont :

Le sulfate de cuivre ;

Le chlorure de chaux.

On fera usage de deux solutions suivant les circonstances indiquées plus bas :

L'une forte :

Sulfate de cuivre ou chlorure de chaux, 5 p. o/o, c'est-à-dire 5o grammes de sulfate de cuivre ou de chlorure de chaux dans un litre d'eau ;

L'autre faible :

Sulfate de cuivre ou chlorure de chaux, 2 p. o/o, c'est-à-dire 2o grammes de sulfate de cuivre ou de chlorure de chaux dans un litre d'eau.

Enfin la solution faible d'acide chlorhydrique (4 p. o/oo) est recommandée pour un usage spécial (rinçage de la bouche).

Lavage de la figure et des mains. — Pour le lavage de la figure et des mains se servir de la solution faible de chlorure de chaux, 2 p. o/o.

Rinçage de la bouche. — Pour se rincer la bouche employer une solution d'acide chlorhydrique au 4/1 000 (4 grammes d'acide chlorhydrique pour un litre d'eau).

Déjections. — Toutes les déjections des malades (matières de vomissements, matières fécales) sont immédiatement désinfectées avec l'une ou l'autre des solutions fortes, c'est-à-dire avec une solution de sulfate de cuivre ou de chlorure de chaux à 5 p. o/o.

Un verre de l'une ou de l'autre de ces solutions est versé préalablement dans le vase destiné à recevoir les déjections.

Ces déjections sont immédiatement jetées dans les cabinets, qui sont également désinfectés deux fois par jour avec l'une ou l'autre des solutions fortes.

A la campagne il est préférable de les enfouir dans un trou (en les recouvrant d'une dose convenable de substance désinfectante, puis en tassant la terre), loin de tout puits et de tout cours d'eau. Il est absolument interdit de les jeter dans un cours d'eau.

Cabinets d'aisances. Éviers. — Les cabinets d'aisances, les éviers sont lavés deux fois par jour avec une solution forte désinfectante :
Sulfate de cuivre ou chlorure de chaux, 5 p. o/o.

Linges de corps. — Les linges de corps *souillés* sont trempés immédiatement et restent pendant quatre heures dans une des deux solutions fortes (sulfate de cuivre ou chlorure de chaux, 5 p. o/o).

Ils sont ensuite remis au blanchisseur qui les maintiendra dans l'eau réellement bouillante pendant une demi-heure avant de les soumettre à la lessive.

Les autres linges *non souillés* sont plongés dans une solution désinfectante faible (sulfate de cuivre ou chlorure de chaux, 2 p. o/o). Les mêmes précautions sont prises par le blanchisseur. Aucun de ces linges n'est lavé dans un cours d'eau. L'eau pouvant être ensuite ingérée deviendrait le point de départ d'une épidémie.

Habits. — Ils sont placés dans une étuve à désinfection par la vapeur pendant une heure ou bien placés dans l'eau maintenue bouillante pendant une demi-heure.

Si ces deux procédés ne peuvent être employés, les habits sont désinfectés par l'acide sulfureux de la façon qui est indiquée ci-dessous (désinfection de la chambre qui a été occupée par un cholérique).

Les habits récemment souillés par les déjections des cholériques sont plongés pendant quatre heures dans l'une ou l'autre des deux solutions fortes.

Planchers, tapis, meubles. — Les taches ou souillures sur les planchers, les tapis, les meubles, etc., sont immédiatement lavées avec l'une des deux solutions fortes.

Matelas, literie, couvertures. — Ils sont placés dans une étuve à désinfection par la vapeur ou, à son défaut, soumis à la désinfection par l'acide sulfureux.

Cadavres. — Les cadavres sont enveloppés dans des draps imbibés d'une solution forte (5 p. o/o de sulfate de cuivre ou de chlorure de chaux).

Ils sont placés dans le cercueil et enterrés le plus promptement possible.

HYGIÈNE PUBLIQUE.

Toutes les causes d'insalubrité qui, comme cela ressort de l'expérience, préparent le terrain à l'invasion de la maladie, doivent être écartées.

Sans les mauvaises conditions hygiéniques, en effet, le choléra ne prend pas ordinairement un caractère dangereux et ne donne pas lieu à la formation de foyers.

Aussi, les règles d'hygiène générale surtout en ce qui concerne:

Les agglomérations d'individus, fêtes, foires, pèlerinages;

La surveillance et l'approvisionnement des marchés;

La pureté de l'eau potable;

La propreté du sol;

Le contrôle minutieux des puits;

L'enlèvement régulier des immondices [1];

La propreté des habitations;

La surveillance particulière des locaux destinés à la population ouvrière et industrielle;

La propreté et la désinfection régulière des cabinets d'aisances publics et privés;

La surveillance et la désinfection des fosses d'aisances;

L'entretien et le lavage des égouts [2];

Etc.,

[1] *Ordures ménagères.* — Les ordures ménagères, placées dans une caisse bien fermée, sont arrosées deux fois par jour par une quantité suffisante de l'une ou de l'autre des deux solutions fortes.

Quand la caisse a été vidée, on verse à l'intérieur un verre d'une solution désinfectante forte.

Fumiers, amas d'immondices. — Les fumiers et amas d'immondices ne sont enlevés qu'après avoir été largement arrosés par une des deux solutions désinfectantes fortes.

[2] Si l'on craint l'invasion d'une épidémie, pendant la *période qui peut précéder* cette épidémie, les égouts, les canaux, etc., sont complètement curés, les fosses d'aisances vidées de façon qu'il y ait le moins de mouvement de matières en putréfaction *p endant* l'épidémie.

applicables en tout temps, seront plus rigoureusement observées en temps de choléra.

La sollicitude de l'administration doit surtout porter sur la salubrité des quartiers et des habitations qui, lors des épidémies antérieures, ont été frappées par le choléra.

Eau potable. — On doit veiller avec un très grand soin à la pureté de l'eau potable.

L'eau provenant des puits susceptibles d'infiltrations est prohibée.

Les boulangers ne doivent jamais, dans la fabrication du pain, se servir de l'eau de ces puits.

Le lavage des linges contaminés dans les cours d'eau est interdit, ainsi que la projection de toute matière des déjections.

Diarrhée prodromique. — Il y a lieu également d'accorder une attention toute spéciale à l'état général de la santé publique afin d'empêcher que les maladies accidentelles et peu graves par elles-mêmes, notamment celles des organes digestifs, ne créent des dispositions individuelles favorables au développement du choléra.

Il est donc nécessaire d'instituer des *visites médicales préventives*.

Les médecins désignés à cet effet exercent une surveillance sur la santé des habitants de leur quartier et insistent près des familles sur la nécessité de traiter immédiatement les dérangements intestinaux.

Déclaration obligatoire. — Tout cas de choléra ou suspect de choléra doit être immédiatement déclaré à la mairie.

Isolement. — Le malade est immédiatement isolé.

Inspection. — Dans toute maison où survient un cas de choléra une inspection est faite immédiatement par un médecin délégué de l'administration municipale qui prend d'urgence toutes les mesures nécessaires pour l'isolement et la désinfection.

Transport à l'hôpital ou dans une ambulance spéciale. — Lorsqu'un cas de choléra se déclare dans une chambre renfermant plusieurs habitants, le malade est transporté à l'hôpital ou dans une ambulance spéciale.

Les chances de guérison sont alors plus grandes et la transmission n'est pas à redouter.

Désinfection du logement infecté. — La chambre habitée par un cholérique n'est habitée de nouveau qu'après désinfection complète par la combustion de 3o grammes de soufre par mètre cube de l'espace à désinfecter en opérant de la façon suivante :

On colle quelques bandes de papier sur les fissures ou joints qui pourraient laisser échapper les vapeurs sulfureuses.

On asperge largement le plancher d'eau.

Du soufre concassé en très petits morceaux est placé dans des vases en terre ou en fer peu profonds, largement ouverts et d'une contenance d'environ un litre.

Les vases en fer sont d'une seule pièce ou rivés sans soudure.

Pour éviter le danger d'incendie, on place les vases contenant le soufre au centre de bassins en fer ou de baquets contenant une couche de 5 à 6 centimètres d'eau.

Pour enflammer le soufre, on l'arrose d'un peu d'alcool, ou on le recouvre d'un peu de coton largement imbibé de ce liquide auquel on met le feu.

Le soufre étant enflammé, on ferme les portes de la pièce et l'on colle des bandes de papier sur les joints.

La chambre n'est ouverte qu'au bout de vingt-quatre heures.

La désinfection est faite par les soins de l'administration municipale.

Il est nécessaire d'assurer un abri aux habitants du logement pour procéder à une purification sérieuse.

Inhumation. — L'inhumation des cholériques a lieu le plus tôt possible, sans attendre les délais réglementaires et aussitôt après la constatation du décès par un médecin.

L'entrée de la maison est interdite.

Distribution gratuite de matière désinfectante. — Les substances désinfectantes recommandées, dosées, préparées et munies d'une étiquette imprimée indiquant exactement la manière de s'en servir, sont délivrées gratuitement, sur un bon spécial, par les soins de l'administration municipale, aux personnes qui en font la demande.

Voitures spéciales. — Les moyens de transport, voitures, brancards, etc., exclusivement affectés au transport des cholériques, doivent être disposés à l'avance.

Ils sont, après chaque transport, lavés avec l'une des solutions fortes.

Les voitures destinées au transport des habits, literie, etc., contaminés sont désinfectées chaque jour.

Hôpitaux. — Des ambulances spéciales, des services spéciaux dans les hôpitaux convenablement isolés sont immédiatement disposés, prêts à recevoir des malades.

Le Rapporteur,

A. PROUST.

Ces instructions ont été adoptées par le Comité consultatif d'hygiène publique de France, dans sa Séance du 24 août 1885.

Le Président,

P. BROUARDEL.

Le Secrétaire adjoint,

Dr NAPIAS.

IMPRIMERIE NATIONALE. — Octobre 1885.

67

www.ingramcontent.com/pod-product-compliance
Lightning Source LLC
La Vergne TN
LVHW010251060726
842527LV00007B/2736